CONTRIBUTION A L'ÉTUDE

DU

RHUMATISME PLEURAL

PAR

Le Docteur C. JARVIS

ANCIEN INTERNE DES HOPITAUX DE PARIS, MÉDAILLE DE BRONZE

DE L'ASSISTANCE PUBLIQUE

PARIS

C. NAUD, Éditeur

3, RUE RACINE, 3

1902

CONTRIBUTION A L'ÉTUDE

DU

RHUMATISME PLEURAL

PAR

Le Docteur C. JARVIS

ANCIEN INTERNE DES HOPITAUX DE PARIS, MÉDAILLE DE BRONZE

DE L'ASSISTANCE PUBLIQUE.

PARIS

C. NAUD, Éditeur

3, RUE RACINE, 3

—

1902

CONTRIBUTION A L'ÉTUDE

DU RHUMATISME PLEURAL

[illegible]

[illegible]

[illegible]

[illegible]

[illegible]

[illegible]

[illegible]

[illegible]

[illegible]

[illegible]

INTRODUCTION

Lorsqu'on lit les nombreuses observations de pleurésie rhumatismale éparses dans les thèses ou monographies publiées jusqu'à ce jour, on est frappé par la grande diversité des allures cliniques de cette affection. D'autre part le contrôle anatomique venant le plus souvent à manquer et les renseignements fournis par les caractères purement macroscopiques des épanchements étant très restreints l'on conçoit qu'une théorie pathogénique satisfaisante n'ait pu être édifiée. S'agit-il d'une inflammation réellement spécifique de la plèvre? L'épanchement n'est-il pas plutôt une hydropisie consécutive à un œdème sous-pleural dû lui-même à la congestion pulmonaire? Enfin ne faut-il y voir qu'une manifestation tuberculeuse au même titre que la pleurésie dite *a frigore* ?

La clinique s'est montrée impuissante à résoudre ces questions. Mais le sujet qui nous occupe s'est éclairé d'un jour tout nouveau grâce aux récents procédés d'investigation employés en clinique et appliqués à l'étude étiologique des épanchements séro-fibrineux de la plèvre.

Ce sont les résultats obtenus par ces procédés dans

quelques cas de pleurésie rhumatismale que nous nous proposons d'exposer. Ce travail comprendra deux parties : dans la première nous résumerons l'état de nos connaissances actuelles sur le rhumatisme pleural en dehors de toute recherche expérimentale ; la deuxième partie comprendra l'exposé des méthodes nouvelles auxquelles nous venons de faire allusion et des résultats de leur application à un certain nombre de pleurésies rhumatismales. Nous essaierons, pour conclure, d'édifier sur ces observations une pathogénie satisfaisante du rhumatisme pleural.

MM. Castaigne et Rathery ont mis leurs observations à notre disposition avec la plus aimable obligeance : nous tenons à les en remercier bien sincèrement.

PREMIÈRE PARTIE

ÉTUDE ÉTIOLOGIQUE ET ANATOMO-CLINIQUE
DU RHUMATISME PLEURAL

PREMIÈRE PARTIE

—

ÉTUDE ETIOLOGIQUE ET ANATOMO-CLINIQUE DU RHUMATISME PLEURAL.

———

I

DÉFINITION. — HISTORIQUE.

Nous entendons par *rhumatisme pleural* toute manifestation survenant du côté de la plèvre soit pendant une crise de rhumatisme articulaire aigu, soit à une période précédant ou suivant immédiatement cette crise. Cette appellation de rhumatisme pleural nous paraît à la fois plus exacte et d'un sens plus général que celle de *pleurésie rhumatismale* plus communément employée. Car les déterminations pleurales du rhumatisme polyarticulaire fébrile vrai sont loin d'avoir toujours les caractères d'une inflammation pleurale même très atténuée et dans ces cas le mot pleurésie nous paraît impropre comme nous paraît impropre cette même dénomination appliquée à l'hydrothorax purement mécanique des cardiaques ou des brightiques.

Ainsi compris, le rhumatisme pleural, déjà signalé par Baillou, (1) a été bien étudié pour la première fois par Stoll qui a consigné de très judicieuses observations sur ce sujet dans sa *Médecine Pratique* (1776); il ne connaissait malheureusement ni l'auscultation ni la percussion, et la notion d'épanchement n'apparaît pas dans ses ecrits ; il en est de même de la thèse de Larrieu (1807), (2) où l'on trouve comme un reflet de l'enseignement de Stoll : il confond la pleurésie vraie avec « la phlegmasie des muscles intercostaux », que nous séparons aujourd'hui des manifestations pleurales pour la considérer, sous le nom de *pleurodynie*, comme un rhumatisme des muscles de la paroi thoracique.

Boerhave et Vigla consacrent quelques pages au rhumatisme pleural qui ne commence à être connu qu'après la vulgarisation de la percussion et la découverte de l'auscultation. En 1813 apparaît la thèse de Chomel (3) dans laquelle le futur médecin de la Charité combat la théorie spécifique du rhumatisme pleural. « On a pu, dit-il, (4) dans le temps où les théories étaient en faveur considérer comme rhumatismale l'inflammation de la plèvre qui succède au rhumatisme et semble cesser par son retour ; mais aujourd'hui on ne les regarde plus que comme des

---

(1) G. Ballonius (Baillou) 1635. *De rheumatismo et pleuritide dorsali.* *Op. omnia*, Genevæ, 1762, T. IV. p. 313.
(2) J. Larrieu. *Sur la pleurésie rhumatismale.* Thèse, Paris, 1807,
(3) Chomel. *Essai sur le rhumatisme.* Paris, 1813.
(4) Chomel. *Loc. cit.* page 56.

affections qui se remplacent mutuellement ». — Il est juste d'ajouter que vingt ans plus tard les idées de Chomel s'étaient considérablement modifiées. (1)

Ces idées étaient d'ailleurs contraires à l'opinion de la plupart des contemporains : ils admettaient la nature rhumatismale de la pleurésie mais les discussions s'engageaient sur sa pathogénie. Bouillaud venait de mettre en lumière la fréquence des cardiopathies dans le rhumatisme articulaire aigu et de formuler ses fameuses lois de coïncidence : nombre de cliniciens étaient tentés de voir dans la pleurésie rhumatismale une conséquence de la péricardite ; c'était, pour eux, une inflammation de voisinage. D'autres, invoquant un trouble de la circulation pulmonaire, faisaient de la pleurésie une hydropisie d'origine mécanique : stade plus avancé de la congestion passive du poumon.

Bientôt la réaction se fit contre ces théories trop absolues : on ne vit plus dans le rhumatisme pleural qu'une détermination de la *diathèse*, au même titre que les cardiopathies — celles-ci pouvant d'ailleurs jouer un rôle de cause adjuvante de la pleurésie. De cette opinion étaient Bouillaud lui-même et Trousseau qui disait : « C'est chose digne de remarque que la facilité avec laquelle le rhumatisme émigre sur les séreuses et les enflamme. » C'est aussi la façon de voir de Grisolle, de Fernet, de Peter, de Lasègue.

Ces trois derniers noms méritent d'être retenus dans

---

(1) Chomel. *Leçons de clinique médicale.* 1837.

l'histoire du rhumatisme pleural. Dans sa thèse inaugurale Fernet (1) étudie, dans une très complète revue d'ensemble le rhumatisme comme maladie générale pouvant provoquer de nombreuses et diverses déterminations ; Peter (2) édifie une théorie pathogénique ingénieuse reposant sur des considérations d'anatomie générale ; enfin Lasègue (3) donne de la pleurésie rhumatismale une description clinique, restée classique, à laquelle ton n'a guère ajouté. Nous ne citerons pas ici toutes les thèses ou monographies publiées depuis sur le rhumatisme pleural : on en trouvera une énumération aussi complète que possible à la fin de ce travail.

(1) Fernet. *Du rhumatisme articulaire aigu et de ses diverses manifestations*. Thèse inaugurale. Paris, 1865.
(2) Peter. *Leçons de clinique médicale*. Paris, 1873.
(3) Lasègue. *Leçon clinique*, recueillie par M. Faisans, *Études médicales*. Tome II, p. 578.

II

ÉTIOLOGIE. — PATHOGÉNIE

La pleurésie est une détermination fréquente de l'infection rhumatismale — la plus fréquente des déterminations abarticulaires après les cardiopathies. Pour Besnier (1) elle est encore plus fréquente qu'on ne le croit par suite des formes latentes qui passent très souvent inaperçues. La statistique de Lebert (2) accuse une proportion de dix pleurésies pour cent attaques de rhumatisme articulaire aigu, celle de Taylor (3), 45 pour cent. Ces chiffres paraissent très élevés si on les compare à ceux fournis par les autres statistiques. Fuller (3), sur 246 cas de rhumatisme articulaire aigu, a noté 19 pneumonies, 9 pleuro-pneumonies, 4 pleurésies ; Latham (3), sur 136 cas rapporte 18 pneumonies, 2 pleurésies seulement ; Wunderlich (3) sur 108 cas : 6 pneumonies, 5 pleurésies. Comme on le voit tous ces chiffres sont loin de concorder et il est difficile de les concilier en l'absence de renseignements précis.

L'âge influe certainement sur la fréquence des détermi-

---

(1) Besnier. *Pleurésie dans le rhumatisme. In Art. Rhumatisme du Dict. encyclopédique des sciences méd.* Paris, 1877, 3ᵉ série, T. IV. pp. 598-599.

(2) Lebert. *Klinik des acuten Gelenkrheum.* Erlangen 1860.

(3) Cité par Benj. Ball. *Du rhumatisme viscéral.* Thèse d'agrégation. Paris, 1860.

nations pleurales de l'infection rhumatismale : exceptionnelles chez le vieillard, elles deviennent plus fréquentes chez l'adulte et surtout chez l'enfant, ce qui semblerait donner raison à Vogel (1) qui pensait que les affections rhumatismales atteignent le vieillard surtout dans les membres inférieurs et les viscères abdominaux, les jeunes sujets plutôt dans la partie supérieure du corps : l'encéphale et le thorax. Quoi qu'il en soit, Israël (2) a publié une statistique des pleurésies infantiles observées par lui et par d'autres : 84 étaient primitives, 122 secondaires : parmi ces dernières 9 étaient de nature rhumatismale. D'autre part, Bocher (3) en s'appuyant également sur une série importante de cas, a dressé un tableau comparatif de la fréquence des pleurésies secondaires chez l'enfant et chez l'adulte Ces cas se décomposent ainsi : adultes : 51 pleurésies, enfants : 20 pleurésies ; dans chacune des deux séries : 2 pleurésies rhumatismales.

De tout cela il résulte que le rhumatisme articulaire aigu se complique assez souvent de pleurésie chez l'adulte, souvent chez l'enfant.

Les causes les plus diverses ont tour à tour été invoquées pour expliquer la détermination pleurale du rhumatisme : on a voulu faire jouer un grand rôle au *froid*, en particulier au *froid humide* qui agirait en diminuant la vitalité des tissus sur lesquels se font alors les locali-

---

(1) Vogel. *In Virchow's Handb, d.spec.Pathologie und Therapie.*1851. II.
(2) Israël. *Studier over Pleuritis hos born.* Copenhague, 1881.
(3) Bocher. *Kliniske Jagttagelser over den secondare pleuritis.* Hospital Titende. 1893.

sations morbides : Stoll (1) n'a pas manqué d'invoquer l'influence d'une *constitution saisonnière* pour expliquer l'épidémie de rhumatisme pleural dont il fut témoin en 1776. Lasègue (2) a réagi avec véhémence contre cette tendance à l'abus de l'étiquette « *a frigore* »; pour lui les pleurésies rhumatismales sont surtout fréquentes en été, pendant les chaleurs.

Toute aussi discutable paraît l'action prédisposante de l'*anémie* qu'on observe au cours des crises de rhumatisme articulaire aigu.

Parmi les causes qui favorisent plus particulièrement la production du rhumatisme pleural la première place revient incontestablement aux *cardiopathies*. Cela est si vrai que nombre d'auteurs ne voient dans la localisation pleurale qu'une conséquence de la localisation cardiaque : il s'agit pour eux d'une *inflammation de voisinage* que Duroziez (3) a proposé d'appeler *péricardo-pleurite*. En réalité cette façon de voir n'est pas toujours exacte : il est des cas où la pleurésie éclate sans cardiopathie préalable tel le cas rapporté par Peter (4) (pleurésie double sans lésion cardiaque), tel encore le cas de Fernet (5) (pleurésie double sans lésion cardiaque chez un enfant de 11 ans). Nous reproduisons ici cette dernière observation qui comporte plus d'un enseignement.

Enfant, 11 ans et demi entré le 4 novembre 1864, fati-

---

(1) Stoll. *Médecine pratique.* Traduction Mahon. Paris, 1809. T. I. p. 61.
(2) Lasègue. *loc. cit.*
(3) Duroziez *Union médicale.* 1881. p. 460.
(4) Peter. In Thèse Bressot. Paris, 1882. Obs. I.
(5) Fernet. *loc. cit.* page 31.

gué, anhélant, cyanosé. Il a déjà eu une attaque de rhumatisme articulaire aigu généralisé : depuis, sa respiration est courte et il est sujet aux palpitations : plusieurs fois il a eu des accès d'oppression pendant la nuit.

Quatre jours avant son entrée, à la suite d'un refroidissement, il s'est aperçu qu'il était enflé : l'enflure qui s'était développée très rapidement du soir au matin n'a pas cessé de s'accroître depuis et elle s'est accompagnée d'une dyspnée également croissante, présentant des exacerbations surtout la nuit. En même temps ont apparu des douleurs dans les genoux.

On constate l'existence d'une anasarque considérable... Le malade est oppressé jusqu'à l'orthopnée, sa voix est enrouée et il a une petite toux quinteuse sans expectoration. La percussion de la poitrine donne de la matité à la base des deux poumons surtout à droite ; à l'auscultation on ne peut presque rien distinguer à cause de la faiblesse de la respiration ; cependant on entend quelques râles disséminés de bronchite et à la base des deux poumons quelques râles sous crépitants assez fins, sans aucun souffle. *L'examen du cœur ne révèle rien d'anormal...*

En présence de ces signes et en raison du développement de la dyspnée survenue dans le cours d'une anasarque on conclut à l'existence d'un œdème pulmonaire aigu, de nature rhumatismale.

Saignée de 250 gr. Le soir le malade est sensiblement mieux.

5 nov. Le mieux se maintient... *On ne trouve rien au cœur* dont les battements sont très énergiques, sans irrégularité. La respiration, toujours très embarrassée, l'est cependant moins que la veille. La sonorité de la poitrine, normale à gauche est amoindrie dans le tiers inférieur

droit, ce qui tient peut-être à la déclivité, le malade
étant couché sur le côté droit. La respiration s'entend
partout : il n'y a pas de souffle même à droite, on retrou-
ve encore des râles de bronchite disséminés et des râles
sous crépitants assez fins à la base des deux poumons.

Le 6 nov. Tout est changé : la nuit a été très mauvaise,
la dyspnée est redevenue violente : elle s'accompagne
d'une anxiété précordiale extrême et le malade dit qu'il
se sent mourir... La matité thoracique a notablement augmenté à droite.

L'anasarque n'a pas augmenté : on fait prendre un vo-
mitif qui ne produit pas d'effet. Quelques instants après,
le malade meurt, sans doute à la suite d'une syncope.

Autopsie : La cavité des deux plèvres contient un épanchement séro-sanguinolent, plus abondant à droite où il
y a près d'un demi-litre de liquide : du même côté on
remarque quelques flocons albumino-fibrineux nageant
dans la sérosité. Les deux poumons sont lourds : quelques
morceaux détachés de leur base se précipitent au fond de
l'eau. Leur couleur est d'un gris rougeâtre.

Nous verrons plus loin que le rhumatisme pleural n'a
pas toujours une allure inflammatoire : il est très souvent
insidieux, donnant lieu à un épanchement abondant, sans
réaction de l'organisme : de là une deuxième théorie qui
suppose que la cardiopathie détermine l'épanchement
pleural par suite de la *géne de la petite circulation* d'où
stase, hypérémie et œdème du poumon aboutissant à
l'hydropisie de la plèvre. Dans quelques cas cependant
on peut invoquer la même pathogénie pour des épanchements d'allure rapide : l'observation de Fernet que nous

venons de rapporter en est un bel exemple. Enfin on peut
supposer encore que la pleurésie n'est que la conséquence
d'un *infarctus* pulmonaire : il est bien évident cependant que les embolies pulmonaires ne sauraient expliquer tous les cas de pleurésie au cours de la fièvre rhumatismale.

Quel que soit le rôle attribué à la cardiopathie l'influence de celle-ci est surtout manifeste chez l'*enfant*, « à tel point, dit Henri Roger, (1) que l'apparition d'une endopéricardite chez lui permet de prédire presque à coup sûr l'éclosion d'une pleurésie qui, très fréquemment est double ».

Enfin il est des cas — et ils sont parmi les plus nombreux — où l'inflammation pleurale paraît être la conséquence directe d'une *inflammation pulmonaire* : on peut en effet souvent noter la présence du syndrome *pleuropneumonie* au cours du rhumatisme articulaire aigu.

Nous n'entreprendrons pas ici la discussion de ces diverses théories : nous aurons à y revenir pour les examiner à l'aide des lumières nouvelles que nous fournissent les procédés d'investigation récents mais nous tenons à rappeler la très ingénieuse théorie anatomique de Peter : (2) pour lui le rhumatisme articulaire aigu frappe les séreuses avec une fréquence inversement proportionnelle à leur degré d'organisation et directement proportionnelle à la somme de travail qu'elles fournissent : « Après les membranes séreuses articulaires qui sont si peu organi-

---

(1) Roger: *Rhumatisme, affections cardiaques et chorée. Archives de médecine. 1866.*
(2) Peter, *Loc. cit.*

sées, les tissus les plus habituellement frappés par le
rhumatisme aigu sont les membranes séreuses splanchni-
ques dont l'organisation est un peu plus élevée: mais,
il s'en faut bien qu'elles soient nécessairement lésées ni
qu'elles le soient avec un égal degré de fréquence ; rien
n'est plus rare que la péritonite rhumatismale; tout aussi
rare que la péritonite est la méningite rhumatismale :
plus fréquente de beaucoup se montre la pleurésie....
Comparez maintenant le rude frottement du péricarde
cardiaque contre le péricarde pariétal, le frottement doux
de la plèvre pulmonaire contre la plèvre costale dans les
mouvements d'ampliation des poumons, le frottement
plus doux du péritoine viscéral contre le péritoine des
parois, enfin celui plus doux encore s'il se peut de l'ara-
chnoïde cérébrale contre le feuillet épithélial de cette
membrane qui tapisse la cavité du crâne et dites s'il n'y
a pas là confirmation de la loi des frottements comme
cause prédisposante aux lésions et aux déterminations
aiguës du rhumatisme.... »

Peter, cet adversaire irréductible des doctrines pasto-
riennes, invoque donc le « locus minoris resistentiæ » pour
expliquer la localisation de ce qu'il appelait la *diathèse*, et
de ce que nous appellerons *l'infection* rhumatismale. Bien
des faits semblent démontrer en effet que la pleurésie
peut être une détermination locale d'une maladie infectieuse générale : le rhumatisme articulaire aigu ; c'est
ainsi que nous paraissent pouvoir s'expliquer les cas où
la pleurésie s'observe à titre de complication unique ou
comme prodrome d'une crise rhumatismale, précédant de
plusieurs jours l'apparition des symptômes articulaires.

La pleurésie peut-elle exister, à titre de manifestation unique de l'infection rhumatismale sans localisation articulaire ? Lasègue et Besnier le croyaient et, *a priori*, la chose n'est point impossible : mais cette question ne pourra être résolue que lorsqu'on sera arrivé, par les progrès de la technique microbiologique, à déceler et à cultiver plus facilement le bacille pathogène ; lui seul permettrait d'affirmer le diagnostic étiologique dans les cas de ce genre.

III

ANATOMIE PATHOLOGIQUE

Les rhumatisants ne meurent guère de leur pleurésie mais on a pu constater l'état des plèvres et de leur contenu chez des malades morts pour une raison quelconque au cours d'une fièvre rhumatismale compliquée de pleurésie.

Quelques exemples vont nous permettre de saisir les caractères anatomiques essentiels de cette inflammation pleurale.

Voici d'abord une observation de Bouillaud (1) qui à l'autopsie d'un malade mort en pleine crise de rhumatisme aigu trouve ce qui suit : « La plèvre pariétale droite adhère de toutes parts avec la plèvre pulmonaire et diaphragmatique : ces adhérences ont lieu au moyen d'un tissu lamineux, blanc, mou, fraîchement organisé, à peine vascularisé. On ne rencontre aucun vestige d'épanchement ».

Un enfant de 14 ans meurt dans le service de Baudelocque au cours d'une fièvre rhumatismale : « une exudation albumineuse récente recouvrait la plèvre diaphragmatique gauche ainsi que la base du poumon correspondant (1) ».

____

(1) Cité par Martin. Thèse de Paris, 1874.

2

Chez un autre enfant qui fait le sujet de l'observation déjà relatée de Fernet (1) « la cavité des deux plèvres contient un épanchement séro-sanguinolent plus abondant à droite où il y a près d'un demi-litre de liquide : du même côté on remarque quelques flocons albumino-fibrineux nageant dans la sérosité... ».

Dans une des observations de Dhomont (2) les deux plèvres contenaient une petite quantité de liquide séreux citrin : il existait un léger degré de dépolissement des plèvres et des traces d'exsudat fibrineux.

Hutchinson (3) a pu également constater, dans un cas mortel de rhumatisme aigu avec pleurésie, un dépôt de fibrine sur la plèvre.

Ces observations semblent démontrer que la pleurésie rhumatismale est souvent une inflammation aiguë de la plèvre caractérisée anatomiquement par une vascularisation intense de la séreuse bientôt suivie d'une abondante exsudation *très riche en fibrine*. Celle-ci peut s'organiser et former des *fausses membranes* susceptibles de limiter l'épanchement ; un degré de plus et les deux feuillets pleuraux s'accolent et la *symphyse pleurale* est constituée Dhomont en cite un exemple où la plèvre gauche très épaissie était adhérente dans toute sa hauteur (4).

D'autres fois il n'y a pas trace d'inflammation pleurale : la plèvre présente quelques traces de dépolissement ou bien est d'apparence normale et l'épanchement séreux,

---

(1) Fernet, *loc. cit.*.
(2) Dhomont. *Du rhumatisme aigu polymorphe*. Thèse de Paris, 1880. Obs. XII.
(3) Hutchinson. *The Post mortem results in a case of rheumatism* etc. Philadelphia médical Times, 1882-83, XII. p. 883.
(4) Dhomont. *Loc. cit.* Obs. II.

clair, est très abondant. Il s'agit d'une véritable hydropisie
de la plèvre comparable à l'hydrothorax des brightiques
ou des cardiaques.

Le siège de prédilection de l'épanchement est la plèvre
diaphragmatique, du moins au début mais il est rare
qu'il n'atteigne pas la grande cavité pleurale : cependant Besson (1) a cité un cas où l'épanchement bilatéral,
était resté diaphragmatique.

Nous aurons à revenir sur les caractères de l'épanchement : disons seulement qu'il est séreux, séro-fibrineux,
souvent sanguinolent, jamais purulent. On a rapporté,
il est vrai, des observations de pleurésie rhumatismale
purulente : Andral (2) notamment en a cité deux cas et
plus récemment Dmitrieff (3) a publié une observation de
rhumatisme articulaire aigu avec suppuration de l'articulation sterno-claviculaire gauche et pleurésie purulente
consécutive à l'irruption du pus dans la plèvre ; mais ces
cas sont très discutables ; il s'agit très certainement d'infections secondaires ou de pseudo-rhumatismes infectieux.

Voyons maintenant comment les signes cliniques
se superposent aux faits anatomiques.

---

(1) Besson. Double pleurésie diaphragmatique etc. apparue dans un cas
de rhumatisme articulaire aigu. *Journal des sciences médicales de Lille,*
1897 I. pp. 280-285.
(2) Andral in thèse Martin, obs. 36.
(3) Dmitrieff *Case of acute articular rheumatism.* etc. Protok. Zasaid
kavkazsk. med. Obsh. Tiflis 1895-1886 XXII. pp. 285-289.

IV

ÉTUDE CLINIQUE

Le rhumatisme pleural apparaît en général du cinquième au sixième jour de la crise polyarticulaire fébrile mais il n'en est pas toujours ainsi et on peut le voir apparaître alors qu'aucune manifestation articulaire n'existe encore. Bourat (1), en cite deux exemples, et plus récemment, P. Blocq (2) en a rapporté une nouvelle observation : il s'agissait d'un homme de trente-six ans ayant déjà eu trois fluxions de poitrine : il entra à l'hôpital avec les signes d'un épanchement pleural : deux jours après les douleurs articulaires faisaient leur apparition, bientôt suivie de l'éclosion d'une péricardite.

Quel que soit d'ailleurs le moment de son apparition le rhumatisme pleural peut revêtir des allures cliniques assez différentes. Dans l'immense majorité des cas on observe un *épanchement*. Mais cet épanchement peut s'annoncer par des symptômes douloureux, respiratoires et fébriles ou bien évoluer sourdement, d'une façon torpide et latente. Dans le premier cas on assiste au tableau de la pleurésie aiguë : dans le second cas on songe

---

(1) Bourat Thèse de Paris, 1879.
(2) Blocq (P.). Pleurésie rhumatismale prearthropathique. *France Médicale*, 1885, III. 934-937.

à l'hydrothorax du cardiaque ou du brightique. Telles sont les deux formes du rhumatisme pleural avec épanchement : *forme aiguë* et *forme latente* sous lesquelles on peut grouper les faits cliniques.

A côté de ces formes avec épanchement on a signalé des cas où, sans qu'il y ait eu du liquide dans les plèvres, on a pu entendre des frottements nets. Ajoutons que souvent la pleurite sèche chronique a été notée comme suite des pleurésies rhumatismales avec épanchement. Le rhumatisme pleural peut donc revêtir une *forme sèche* caractérisée anatomiquement par des adhérences allant parfois jusqu'à la symphyse pleurale.

1º — *Forme aiguë*

Le début en est marqué par un point de côté très intense, très étendu avec dyspnée considérable et douleur à la pression sur toute la paroi thoracique. Lasègue (1) a bien étudié les caractères de ces phénomènes douloureux : « Le point de côté est extrêmement douloureux et porte la caractéristique la mieux accusée de la douleur costale. On a eu tort de le considérer comme une névralgie car il ne présente aucun des caractères de cette affection. Loin d'être circonscrite à deux ou trois points invariables d'un seul espace intercostal, la douleur existe au même degré dans deux, trois, ou quatre espaces. Elle s'exagère il est vrai par la pression : mais les points maxima n'ont aucune relation nécessaire avec le lieu d'émergence des filets nerveux. Bien mieux que par la pression elle est

(1) Lasègue. *Loc. cit.*

exagérée par les mouvements du malade, par les fortes inspirations, en d'autres termes par tous les actes qui sollicitent l'intervention des muscles thoraciques. Il s'agit bien là d'une douleur de la paroi et la meilleure preuve c'est qu'elle disparaît presque complètement lorsqu'on immobilise le thorax par un bandage de corps très serré. De cette douleur si spéciale il n'y a selon moi qu'une interprétation possible : il faut admettre qu'elle a son siège dans le tissu fibreux si abondant qui tapisse la face profonde de la cavité thoracique et qui forme au-dessus de la plèvre pariétale une surface nacrée presque continue. »

En même temps qu'apparaît le point de côté la fièvre s'allume et il n'est pas rare d'observer une sédation marquée des douleurs articulaires.

Les symptômes fonctionnels peuvent acquérir rapidement une très grande intensité. L'oppression s'accentue, la toux apparaît et le malade rend des crachats blancs, filants, assez analogues à la salive.

L'examen physique dénote les signes classiques de tout épanchement pleural : matité, abolition des vibrations, souffle lointain et voilé, égophonie. Mais l'étendue de l'épanchement varie presque d'un moment à l'autre et l'on est souvent tout surpris de se trouver en présence de symptômes fonctionnels intenses alors que l'examen physique fait constater un épanchement d'abondance moyenne. Dans ces cas on trouve presque toujours un état congestif intense du poumon sous-jacent : cette congestion est d'ailleurs passagère et on ne tarde pas à voir la ligne de matité s'abaisser jusqu'aux parties déclives du thorax. Il faut donc tenir grand compte de l'état du poumon et ne

pas se baser sur la seule matité pour évaluer l'abondance
de l'épanchement.

La topographie de l'épanchement est variable. Tantôt
il occupe la grande cavité pleurale : c'est la règle. D'autres
fois l'inflammation pleurale se traduit par la production
de fausses membranes qui limitent l'épanchement, donnant lieu à la pleurésie dite *en galette* (Lasègue). On a
rapporté des cas où le liquide s'est cantonné dans la *plèvre
diaphragmatique* (1), et tout récemment M. Chauffard (2)
a publié l'observation suivante où à la pleurésie diaphragmatique s'est jointe une *pleurésie médiastine* :

Le malade est entré le 15 décembre 1901 pour une
poussée banale de rhumatisme articulaire subaigu, avec
angine, douleurs polyarticulaires et albuminurie. Dès son
entrée le premier bruit cardiaque fut trouvé assourdi.
Mais plèvres et poumons étaient indemnes. Le traitement
par le salicylate donna une amélioration rapide.

Le 20 décembre on trouve à la pointe du cœur un léger
souffle qui va en augmentant les jours suivants. Le 29
décembre, au quinzième jour de son attaque, le malade
est pris pendant la nuit d'une douleur dorsale très vive
ayant son maximum à la base droite. Le lendemain matin on trouve à ce niveau de la matité et du souffle formant à la base du thorax une bande transversale de trois
travers de doigt environ : une ponction exploratrice pratiquée immédiatement reste négative.

Le 30 même état : quelques crachats sanguinolents.

---

(1) Bess n (A). Double pleurésie diaphragmatique etc... apparue dans un
cas de rhumatisme articulaire aigu. *Journal des sciences médicales de
Lille*, 1897. I. 280. 285.
(2) Chauffard. Leçon clinique publiée in: «*Presse médicale*» 16 avril
1902, p. 363.

Le 2 janvier, les choses ont changé d'aspect ; le souffle s'est étendu ; il remonte le long de la colonne vertébrale et c'est à ce niveau qu'il a son maximum d'intensité, la matité a subit la même évolution extensive : matité et souffle sont *en équerre*. Les autres signes pleurétiques, égophonie et pectoriloquie aphone, affectent d'ailleurs la même topographie, et une ponction faite dans le neuvième espace intercostal, tout contre la colonne, donne dix centimètres cubes de liquide citrin.

L'évolution fut bénigne : en quelques jours douleur et liquide disparaissaient presque sans frottements comme c'est la règle dans les pleurésies rhumatismales.

La pleurésie rhumatismale aiguë, dans sa forme normale, présente une terminaison caractéristique. Très rapidement, parfois en quelques heures, le liquide se résorbe sans laisser de traces, et tout rentre dans l'ordre. Plus rarement on entend pendant quelques jours encore des frottements : enfin, à titre exceptionnel, la pleurésie peut passer à l'état chronique, sans tendance à la résorption spontanée.

Telle est la pleurésie rhumatismale aiguë, souvent liée à la congestion pulmonaire ou à la pneumonie rhumatismale pour réaliser le syndrôme de la *pleuro-pneumonie*.

2° — *Forme latente*.

Bien différente est la *forme latente*. Le début en est insidieux et passe habituellement inaperçu ; si l'on néglige la précaution d'ausculter tous les jours les malades l'épanchement peut augmenter puis diminuer et dispa-

raître sans avoir donné lieu au moindre symptôme fonctionnel. La caractéristique de cette forme est en effet la
disproportion absolue entre les symptômes fonctionnels
et les signes physiques. Le liquide épanché est souvent
très abondant sans déterminer d'autre symptôme fonctionnel qu'une tachypnée légère.

A cette tachypnée s'ajoute parfois une sensibilité diffuse
du thorax : mais l'oppression et la difficulté à respirer
sont presque nulles et les malades ne s'en plaignent pas.
Ici encore rien n'est plus variable que la marche de la
maladie : d'un jour à l'autre on peut trouver des différences
considérables dans la quantité du liquide épanché. Mais
la résorption est de règle et se fait avec une grande rapidité. Souvent pendant que l'épanchement se résorbe,
d'un côté, l'autre plèvre devient à son tour le siège des
mêmes phénomènes. Ainsi se réalise la « *pleurésie tour-
nante* » de Lasègue. Le nouvel épanchement offre d'ailleurs
les mêmes allures cliniques que le précédent : l'abondance en varie d'un jour à l'autre jusqu'à la disparition
complète qui se fait avec la même rapidité caractéristique. La pleurésie rhumatismale bilatérale, simultanée ou
alterne (*pleurésie à bascule*) s'observe très fréquemment.
Quelquefois l'élément inflammatoire est absolument
nul : d'emblée on se trouve en présence de symptômes
graves d'asphyxie. Cette forme, d'ailleurs rare, a été par-
faitement décrite par Trousseau et Pidoux sous le nom
de *suffusion séreuse et suffocante des plèvres*. L'examen
révèle en effet, dans ces cas, la présence d'un épanchement très abondant dont l'évolution a été aussi silen-
cieuse que rapide « véritable hydropisie active tenant à

l'irritation sécrétoire de la muqueuse » (Fernet) (1). En règle générale cette forme aboutit elle aussi à la résolution complète et rapide.

3° — Forme sèche.

S'il est de règle de voir le liquide se résorber entièrement il arrive parfois de voir la pleurésie passer à l'état chronique — nous en rapportons plus loin un exemple. D'autres fois la résorption est lente et elle laisse après elle des fausses membranes : longtemps après la guérison on peut entendre des frottements. Ainsi se constitue la *forme sèche* du rhumatisme pleural, qui peut donc être l'aboutissant des formes avec épanchement.

Tout récemment Jackson, (2) dans une communication à l'Académie de médecine de New-York, a insisté sur la pleurite sèche survenant au cours du rhumatisme articulaire aigu. Souvent sèche d'emblée cette inflammation pleurale s'observerait également dans quelques cas à la suite d'un épanchement de quantité minime et de durée éphémère. Pour l'auteur américain la péricardite sèche serait beaucoup moins fréquente que ne le croient les cliniciens : l'erreur de ceux-ci consiste à prendre pour symptômes d'une péricardite des frottements qui sont l'expression d'une inflammation plastique atteignant la plèvre et secondairement le feuillet externe du péricarde. « La pleurésie sèche aiguë, ajoute Jackson, est beaucoup

---

(1) Fernet. *Loc. cit.*
(2) F. W. Jackson. *Medical Record*, 5 avril 1902. p. 553.

plus fréquente au cours du rhumatisme que la pleurésie avec épanchement. »

Quoi qu'il en soit, un épanchement ultérieur, se produisant dans une cavité pleurale déjà cloisonnée par des adhérences, sera endigué : la pleurésie sera d'emblée *en galette*.

Il nous faut signaler comme suite possible du rhumatisme pleural la *rétraction du côté* sur laquelle Lasègue a attiré l'attention : « cette rétraction qui est quelquefois considérable et dont l'interprétation pathogénique reste encore à trouver, s'accompagne en général d'une atrophie de presque tous les muscles thoraciques y compris les pectoraux et le trapèze, atrophie identique à celle qui atteint les muscles péri-articulaires lorsque le rhumatisme s'est fixé pendant un certain temps sur une articulation et alors même qu'il ne s'agit pas de rhumatisme déformant ».

La pleurésie rhumatismale peut-elle être purulente ? En l'absence de toute observation concluante nous ne pouvons l'admettre. Que le liquide séro-fibrineux soit secondairement infecté pour une raison quelconque rien n'est plus admissible : dans les rares observations de purulence dans le rhumatisme pleural que nous avons vues sous les yeux on pouvait toujours mettre cette purulence sur le compte d'une infection secondaire, (ponction malpropre, maladie infectieuse générale intercurrente, complication pulmonaire infectieuse etc.). D'autres fois il s'agissait de pseudo-rhumatismes infectieux compliqués de pleurésie purulente.

Nous ne pouvons quitter le terrain clinique sans

insister encore sur la fréquence des phlegmasies pulmonaires et endopéricardiques coexistant avec la pleurésie
rhumatismale et la précédant même dans la plupart des
cas, Malgré tout, en nous basant sur les observations de
pleurésie préarthropathiqne, apparaissant en pleine santé
apparente, sans la moindre lésion du cœur ni des poumons:
en nous appuyant d'autre part sur les cas où la pleurésie s'est manifestée comme détermination viscérale unique de l'infection rhumatismale, nous pensons qu'il
existe une pleurésie rhumatismale primitive, qui relève
de l'infection générale, au même titre que les arthrites,
et non d'une inflammation de voisinage.

V

DIAGNOSTIC, PRONOSTIC ET TRAITEMENT

Nous serons brefs sur le chapitre du diagnostic : dans l'immense majorité des cas il n'offre aucune difficulté *mais il demande à être fait* ; ce qui revient à dire, avec Chomel, qu'il faut ausculter les rhumatisants au moins tous les deux jours : de la sorte les formes latentes ne passeront pas inaperçues. En dehors de tout symptôme thoracique on songera à la possibilité d'une détermination pleurale lorsqu'au cours d'une fièvre rhumatismale on verra la courbe thermique remonter et la respiration du malade devenir un peu plus fréquente : ce sont souvent les seuls indices qui puissent attirer l'attention sur un épanchement en voie de développement.

Dans les formes normales on ne sera pas embarrassé pour rattacher à sa vraie cause un épanchement survenu au cours d'une attaque de rhumatisme articulaire aigu. La rapidité de son apparition, l'irrégularité de son évolution, sa mobilité, sa résolution complète et presque soudaine, tels sont les éléments du diagnostic positif.

La question du diagnostic différentiel a fait l'objet de la part de Stoll (1) d'une étude approfondie : dans cette étude il consigne ses observations faites au cours d'une

____

(1) Stoll : *Médecine pratique.* Traduction Mahon. Paris, 1809, t. 1. p. 61,

épidémie de rhumatisme pleural, en 1776 : nous les reproduisons ici car la plupart contiennent des notions cliniques
que le temps n'a fait que confirmer :

Les signes servant au diagnostic que j'ai rassemblés
sont les suivants :

1° La pleurésie rhumatismale était précédée ordinairement de douleurs déchirantes aux extrémités tant supérieures qu'inférieures : ces douleurs étaient rhumatismales.

2° Elles persistaient souvent après que la pleurésie était
déclarée.

3° Cette pleurésie commença quelquefois sans frissons
ou seulement avec un froid léger ou de peu de durée :
tandis que la vraie pleurésie commençait presque toujours
par un froid violent de quelques heures.

4° La douleur de côté se déclarait sur-le-champ avec
ces légers frissons lorsqu'au contraire dans la pleurésie
inflammatoire le point de côté ne se faisait sentir que quelques heures après le froid violent.

5° Dans la pleurésie rhumatismale la douleur s'étendait
à la région précordiale, au bas ventre, souvent à tout le
thorax et entre les épaules : mais dans l'autre elle se
concentrait dans un espace moins étendu.

6° La douleur de la pleurésie rhumatismale changeait
souvent de place : elle était plus fixe que dans la vraie
pleurésie.

7° Dans la première on ne pouvait presque jamais
supporter le toucher des parties douloureuses : c'était le
contraire dans la seconde.

8° Dans la pleurésie rhumatismale les malades se

couchaient assez facilement sur le côté sain et dans la pleurésie inflammatoire avec beaucoup de peine.

9° Le sentiment d'oppression et de difficulté à respirer était nul ou très léger dans la première espèce, très marqué dans la seconde.

10° La langue et le fond de la bouche étaient ordinairement blancs et couverts de mucosités dans l'affection rhumatismale tandis que dans l'inflammatoire ces parties étaient sèches.

11° Dans la vraie pleurésie la peau était plus sèche ainsi que les narines: les yeux étaient ternes, les urines rouges, en petite quantité, le ventre resserré ; aucun de ces symptômes n'avait lieu dans la pleurésie rhumatismale ou du moins il était modéré.

12° Les vraies pleurésies furent souvent dans le commencement sèches et sans excrétion de crachats. Les malades rendaient très rarement des crachats muqueux, jaunes, sanguinolents. Il était très rare au contraire que les pleurésies rhumatismales fussent sèches mais la toux, des crachats muqueux, visqueux, avec des filets de sang avaient lieu dès l'invasion de la maladie. Le sang dans les deux espèces de maladies fut très inflammatoire avec cette seule différence que dans la deuxième espèce la couenne était ordinairement plus épaisse et plus considérable en sorte que l'on n'apercevait que peu de la partie rouge ou même point du tout, tandis que dans la première elle semblait se resserrer, ses bords se relevant tout autour.

13° La vraie pleurésie était plus aiguë, parcourait ses périodes avec plus de danger pour les malades, s'assu-

jétissait à une crise, à un mouvement et à des jours
critiques. La pleurésie rhumatismale se terminait à la
vérité par des crachats et des urines mais sans que la
nature observât aucune règle constante pour la solution
de la maladie qui souvent était emportée par les sueurs ».

Le diagnostic des formes aiguës devra être fait d'avec
la pleurodynie simple, qui d'ailleurs peut coexister :
d'avec les pleurésies inflammatoires, notamment avec la
pleuro-tuberculose primitive (ancienne pleurésie a frigore),
enfin avec les épanchements pleuraux qu'on peut voir
survenir au cours d'un certain nombre de pseudo-rhumatismes infectieux.

Poncet, et plus récemment son élève Egmann (1) ont
attiré l'attention sur le rhumatisme articulaire aigu tuberculeux, simulant à s'y méprendre le rhumatisme vrai
polyarticulaire fébrile et pouvant présenter des déterminations viscérales analogues : on conçoit ici tout l'intérêt
du diagnostic étiologique au cas d'épanchements pleuraux : c'est dans les cas de ce genre que la clinique trouvera un auxiliaire précieux dans l'examen histologique de
l'épanchement.

L'hydrothorax rhumatismal devra de son côté être
distingué de l'hydrothorax d'origine rénale ou cardiaque :
ce dernier diagnostic est parfois difficile et peut donner
lieu à des erreurs d'interprétation comme le démontre une
bservation de Martin (2) : une femme, cardiaque avérée,

---

(1) Egmann. Le rhumatisme aigu tuberculeux. Thèse de Lyon. Novembre 1901.
(2) Martin, *loc. cit.*

entre à l'hôpital pour une fièvre rhumatismale : à l'auscultation on constate la présence d'un épanchement abondant que rien ne pouvait faire prévoir. Cet hydrothorax était-il le fait de la cardiopathie ou venait-il d'apparaître sous l'influence de la crise rhumatismale?

On peut donc se heurter à des difficultés d'interprétation considérables que la seule clinique est impuissante à résoudre. C'est dans ces cas qu'on fera utilement appel aux procédés d'investigation récents dont nous traitons plus loin.

Grasset (1) a récemment mis en relief les difficultés du diagnostic dans les formes chroniques de la pleuropneumonie rhumatismale du sommet. Ces formes torpides peuvent donner le change et en imposer pour une tuberculose du sommet.

Quant à la pleurite sèche nous avons vu qu'il fallait savoir la distinguer de la péricardite : on n'oubliera pas cependant que ces deux états inflammatoires s'associent souvent.

Le pronostic de la pleurésie rhumatismale est en général bénin ; il offre quelque gravité dans les cas où, du fait de son abondance, l'épanchement peut déterminer des phénomènes asphyxiques ou syncopaux surtout si la pleurésie vient s'ajouter à une congestion pulmonaire intense ou à une endo-péricardite. En règle générale cependant l'épanchement se résorbe rapidement et complète-

---

(1) Grasset. *Progrès médical*. 22 fév. 1902.

ment ne laissant que bien rarement après lui des séquelles.

Aussi la plupart du temps le traitement doit-il se borner à une médication des plus restreintes, on soignera le malade pour sa fièvre rhumatismale ; si la congestion pulmonaire est très intense on fera de la révulsion ; quant à l'épanchement il ne sera ponctionné qu'au cas d'abondance considérable ou de résorption tardive, faible ou nulle.

DEUXIÈME PARTIE

ÉTUDE DE LA PLÈVRE ET DES ÉPANCHÉMENTS AU COURS DU RHUMATISME PLEURAL

PERMÉABILITÉ PLEURALE, BACTÉRIOLOGIE
CITO-DIAGNOSTIC

DEUXIÈME PARTIE

ÉTUDE DE LA PLÈVRE ET DES ÉPANCHEMENTS AU COURS DE RHUMATISME PLEURAL

PERMÉABILITÉ PLEURALE, BACTÉRIOLOGIE, CYTO-DIAGNOSTIC

L'étude clinique du rhumatisme pleural nous a montré la diversité de ses allures et la difficulté qu'on éprouve à rattacher ses différentes formes à une pathogénie univoque.

Les différentes méthodes préconisées récemment pour l'examen de la plèvre et des exsudats pleurétiques nous fournissent-elles des résultats assez nets, assez constants pour servir à édifier une théorie pathogénique satisfaisante ?

C'est cette question que nous nous proposons d'élucider maintenant en examinant ce qu'ont donné, dans un certain nombre d'observations la recherche de la perméabilité pleurale, les cultures, les inoculations enfin le cyto-diagnostic.

I

1° *Recherche de la perméabilité pleurale.*

L'on sait que normalement la plèvre jouit d'un pouvoir absorbant supérieur à celui du tissu cellulaire
sous-cutané. Une substance convenablement choisie (bleu
de méthylène, salicylate de soude), injectée dans la cavité
pleurale apparaît dans les urines plus rapidement que
lorsque l'injection est faite sous la peau. On a été assez
naturellement amené à se demander si la plèvre malade
jouissait d'une perméabilité aussi grande qu'à l'état
normal. De là les recherches d'Achard, de Lewis, de
Ramond et Tourlet, de Castaigne. Les travaux de ces auteurs ont fait l'objet d'une revue d'ensemble dans la
thèse de Ravaut. Pour nous en tenir aux conclusions
générales qui en découlent, nous voyons que dans la
pleuro-tuberculose (pleurésie tuberculeuse primitive dite
anciennement *a frigore*) la *perméabilité pleurale est constamment diminuée* ; l'élimination est diminuée tant sous
le rapport de la *quantité* que sous le rapport de la *durée*
de l'élimination.

Dans les autres pleurésies au contraire la *perméabilité
reste normale* ou bien ne subit qu'une très légère diminution. Nous ne parlons ici que des pleurésies *aiguës* car
dans les pleurésies chroniques, n'ayant aucune tendance
à la résorption, l'imperméabilité est absolue.

A l'état normal le salicylate de soude, injecté sous la peau à la dose de 0.30 centigr. dans un centimètre cube d'eau, est éliminé dans un temps qui varie entre 15 et 20 heures : l'élimination totale est d'environ 0.20 centigr., et cette élimination est plus marquée pendant les six premières heures. L'élimination se juge par la présence dans les urines d'acide salicylique décelable par le perchlorure de fer qui donne une coloration violette caractéristique.

Dans nos observations la perméabilité pleurale s'est montrée égale ou légèrement inférieure à la normale : dans chaque cas l'élimination après injection intra-pleurale a été sensiblement égale à celle consécutive à l'injection sous-cutanée. En d'autres termes : la quantité *totale* d'acide salicylique éliminée a été un peu inférieure à la quantité normale, tant par la voie pleurale que par la voie sous-cutanée : la quantité *relative*, par les deux voies a été un peu moins élevée pour la plèvre, sauf dans un cas ; et dans ce cas l'auscultation n'avait pas décelé de congestion - pulmonaire.

Ce fait vient à l'appui de l'opinion de MM. Widal et Ravaut qui pensent que la congestion pulmonaire tend à diminuer la perméabilité pleurale : ici, en l'absence de tout phénomène pulmonaire nous voyons que la perméabilité a été normale.

Voici l'observation :

OBSERVATION I

C. 20 ans, jardinier, entre à l'hôpital Cochin le 8 juillet 1901.

Antécédents héréditaires inconnus.

Quatre frères et sœurs bien portants, pas rhumatisants.

Le malade n'a jamais souffert que du rhumatisme articulaire aigu. Il a eu trois attaques : la première en 1893 : toutes les articulations étaient prises et le malade est resté trois mois couché. Deuxième attaque en 1895, moins intense. Durée un mois et demi. La troisième attaque en 1896, moins intense encore.

L'attaque actuelle a commencé il y a 8 jours sans cause appréciable. Elle a débuté (sans angine) par les genoux : elle s'est généralisée dès le premier jour. L'attaque est d'ailleurs subaiguë, beaucoup moins forte que les précédentes. Le malade est alité depuis 8 jours mais il se levait un peu, marchait avec un bâton. Constipation depuis 8 jours. Pas de transpirations.

Actuellement la fluxion rhumatismale siège aux coudes et aux épaules (surtout à droite) et aux genoux (surtout à gauche). Rien aux poignets ni aux doigts.

Cœur : éréthisme très marqué. A l'inspection : ondulation précordiale très marquée : la pointe bat dans le 5e espace. A la palpation : choc assez fort, frémissement cataire systolique à la pointe. A l'auscultation : pointe : bruits forts, léger souffle systolique ; base : orifice aortique : 1er bruit un peu rude : au 2e temps souffle sur tout le bord droit du sternum.

Pouls ample, bondissant, dépressible et régulier, à 92 ; battements très forts dans toutes les artères. Pouls capillaire. Double souffle intermittent crural de Duroziez.

22 juillet. Hier au soir vers 5 heures douleur violente à la pointe du cœur ayant duré jusqu'à 9 heures puis moins violent pendant la nuit.

Bruit de va et vient péricardique ; pas d'épanchement cliniquement appréciable.

25. La matité cardiaque descend un peu plus bas que la pointe : le bruit de va et vient est plus diffus.

26. Pleurésie double, surtout à gauche, latente. Epanchement moyen.

30. Le malade se trouve bien, pas de douleurs.

31. Douleurs précordiales dans la nuit. La matité précordiale a augmenté en haut : limite inférieure impossible à déterminer.

La pleurésie gauche est en voie de régression, la pleurésie droite en voie d'augmentation : souffle et matité à la partie moyenne.

5 août. La pleurésie gauche semble complètement résorbée : la pleurésie droite augmente.

13 août : L'épanchement droit paraît en voie de résorption.

Jusqu'au 30 août aucune manifestation articulaire nouvelle ne s'est produite. Le malade reprend lentement ses forces. Quelques frottements à la base droite : rien à la base gauche.

Examen du liquide pleura. retiré par ponction le 28 juillet. Liquide séro-fibrineux, très riche en fibrine, se prenant en masse au bout de cinq minutes.

Cultures et inoculations négatives.

Examen cytologique : quelques cellules endothéliales séparées : placards très rares.

Globules rouges abondants.

Polynucléaires abondants : 60,3 pour cent.

Grands mononucléaires 29 pour cent.

Lymphocytes 36,6 pour cent.

Injection de salicylate de soude : (0 gr. 30 centigr.).

intra-pleurale : 0 gr. 19 centigr. éliminés dans les 24 h.

sous-cutanée : 0 gr. 18 centigr. éliminés dans les 24 h.

2°. — *Cultures et inoculations.*

Les cultures, si fertiles en enseignements précieux en matière de pleurésies purulentes, sont le plus souvent négatives quand il s'agit d'épanchements séro-fibrineux. Dans nos observations les cultures sur bouillon et gélose sont restées dans tous les cas négatives à une exception près. Dans un cas en effet l'ensemencement sur lait carbonaté a donné un résultat positif sur lequel nous voulons insister. Au bout de trois jours le lait était coagulé et au microscope on constatait des bâtonnets avec des espaces clairs et à côté des chainettes de diplocoques et des diplocoques isolés : les préparations rappelant absolument les figures de Triboulet et Coyon.

Observation II

D., menuisier, 17 ans. Entré à l'hôpital Cochin, service du Dr Chauffard, le 27 nov. 1901.

Parents bien portants. Le malade a une sœur et deux frères : l'un de ces derniers âgé de 13 ans est actuellement en traitement à l'hôpital des Enfants malades pour des douleurs rhumatismales.

A l'âge de deux ans le malade aurait été soigné pour une maladie de cœur. Depuis, jusqu'à dix ans, il aurait été soigné tous les deux ans pour cette même affection.

A 13 ans fièvre typhoïde assez grave qui l'a retenu au lit pendant deux mois. Aucune autre maladie depuis cette époque. De temps en temps, il est cependant pris d'étouffements et c'est surtout à l'occasion d'une marche rapide, d'un effort quelconque.

Depuis une dizaine de jours le malade souffre un peu de

la gorge et son articulation du genou gauche le fait souf-
frir.

Il entre parce que l'articulation du genou et l'articulation radio-carpienne droites sont le siège d'une nouvelle
poussée douloureuse.

On est en présence d'un malade assez anémié ; les join-
tures atteintes ne sont pas extrêmement douloureuses. Il
est possible de constater un peu de liquide au niveau de
l'articulation du genou. Pouls normal, à 80.

Au cœur : souffle systolique mitral débutant un peu
avant le commencement de la systole.

Roulement diastolique ; dédoublement du deuxième
temps à la base. Le cœur est arythmique.

Rien à signaler du côté de l'appareil respiratoire.

Pas d'albumine dans les urines : pas d'écoulement
uréthral.

Les douleurs vont en s'atténuant lorsque le samedi
30 novembre le malade se lève une partie de la journée
ainsi que le dimanche 1er décembre.

Pendant tout ce temps l'auscultation journalière n'avait
décelé aucune modification des lésions orificielles consta-
tées à l'entrée du malade lorsque le lundi 2 novembre le
thermomètre monte à 39.

A l'auscultation du cœur on perçoit un frottement péricardique d'une intensité remarquable masquant totale-
ment les souffles perçus antérieurement ainsi que les bruits
du cœur. Ce frottement est localisé à la région précordiale
et est encore plus accusé lorsqu'on fait asseoir le malade.

Aucune modification du murmure vésiculaire du côté
du poumon.

Aucun trouble fonctionnel n'accompagne cette péricardite.

Le mardi 3 décembre nouvelle petite poussée articulaire du côté de l'articulation du coude gauche.

Au cœur les frottements sont moins intenses que la veille et cette modification ne semble pas due à un épanchement péricardique mais bien à l'usure de l'exsudat puisque le maximum du frottement péricardique est perçu à la partie inférieure de la cavité péricardique.

Aux bases et surtout à base gauche on a l'impression que la respiration est moins nette, moins profonde. Des râles sous-crépitants extrêmement fins sont également décelés à ce niveau.

Les jours suivants les frottements péricardiques vont en diminuant. La température redescend peu à peu à la normale. Les bruits du cœur avec leurs modifications du début réapparaissent et le 7 décembre c'est-à-dire huit jours après le début clinique de la péricardite on peut considérer cette complication comme tout à fait terminée

Le 13 décembre l'examen du thorax décèle la présence d'une pleurésie bi-latérale : une ponction exploratrice retire 10 cmc. d'un liquide séro-fibrineux de la plèvre gauche où l'épanchement est plus abondant. Il est d'ailleurs d'une abondance moyenne : la matité s'étendant sur une hauteur de trois travers de doigt.

L'épanchement persiste les jours suivants sans grande modification, puis disparaît rapidement si bien que le 23 déc., les ponctions exploratrices restent blanches. A l'auscultation murmure vésiculaire normal, pas de frottements.

Le malade se lève le 29.

Injections de salicylate de soude (0.gr. 30 centigr. chacune).

Injection intra-pleurale 0,14 centigr. éliminés par les urines des 24 heures.

Injection sous-cutanée : 0,17 centigr. éliminés.

Examen du liquide pleural, séro-fibrineux :

Éléments en placards nombreux.

Globules rouges. -

Polynucléaires neutrophiles peu abondants.

Injection au cobaye négative.

Cultures sur lait carbonaté :

3 jours après : lait coagulé.

Au microscope : bâtonnets avec espaces clairs, chainettes de diplocoques et des diplocoques isolés.

Injections de ces différentes cultures à l'animal, soit intra-pleurales, soit sous-cutanées, soit intra-péritonéales négatives.

Voilà donc un cas nettement positif ; malheureusement il est isolé et l'on ne peut dès lors en tirer des conclusions générales. Mais il semble prouvé que la plèvre peut être infectée directement, pour son compte : et il met hors de doute la réalité de la pleurésie rhumatismale, fonction de l'infection générale et non plus simple conséquence mécanique de la congestion passive du poumon.

Les inoculations au cobaye ont toujours été négatives au point de vue de la tuberculose.

Ce fait a une importance capitale : nous y reviendrons.

3°. — Examen histologique des exsudats (cytodiagnostic)

L'examen histologique des liquides de l'organisme et des exsudats pleurétiques en particulier ne constitue pas à vrai dire une méthode absolument nouvelle. Déjà en 1882 Ehrlich publiait le résultat des examens qu'il avait pratiqués dans ce sens: depuis, Quincke, Auché et Carrière ont de même étudié les éléments qu'on rencontre dans les épanchements pleuraux séro-fibrineux (lymphocytes, polynucléaires, cellules endothéliales, etc.)

« Mais dans aucun de ces travaux » pas plus d'ailleurs que dans ceux plus récents de MM. Korczyriski, Wernicki et Winiarski, « il n'est question de la *nature* des pleurésies et encore moins d'établir leur formule histologique. De plus, si ces auteurs avaient eu pour but de rechercher les rapports qui existent entre la nature d'un épanchement et sa formule cytologique, il leur fallait appuyer cette étude sur les bases certaines que donnaient la clinique et l'expérimentation : or dans ces travaux la nécessité de ces recherches absolument obligatoires n'est même pas signalée. » (Ravaut). Tout le mérite de l'emploi systémaque de la méthode cytologique revient donc à notre maître M. Widal et à son interne Ravaut. Cette méthode repose sur ce fait que la formule cellulaire varie suivant la nature d'une pleurésie séro-fibrineuse.

Nous n'entrerons pas dans le détail de sa technique : elle est exposée très complètement dans la thèse de Ravaut. Disons seulement qu'il faut recueillir 15 à 20 centimètres cubes de liquide qu'on défibrine puis qu'on centrifuge. On décante ensuite en ne gardant que la quantité de liquide nécessaire pour diluer le culot : ce dernier est alors dilué. Puis on mélange, en aspirant à plusieurs reprises au moyen d'une pipette, culot et liquide. Enfin on étale sur lame une petite goutte de la dilution, on sèche rapide-

ment, on fixe à l'alcool-éther, et on colore à l'hématéïne-
éosine et au bleu de Unna et à la thionine. Si l'on sèche
par la chaleur on emploie comme colorant le triacide
d'Ehrlich.

Quels résultats a donné le cyto-diagnostic dans nos observations et dans celle que nous avons pu rassembler
(Ravaut, Dopter) ? Dans la très grande majorité des cas
nous relevons une *abondance de cellules endothéliales
soudées ou isolées* : presque toujours beaucoup de *globules rouges* : enfin des *polynucléaires* plus ou moins
abondants joints à un petit nombre de lymphocytes et
de gros mononucléaires : dans un cas cependant les
polynucléaires étaient abondants sans que l'auscultation
ait décelé la présence de congestion pulmonaire. En somme cellules endothéliales et polynucléaires en nombre variable telle semble être la caractéristique de la formule
histologique dans les pleurésies rhumatismales.

Essayons maintenant d'interpréter ces résultats.

Tout d'abord un fait nous frappe : c'est la constance d'un élément de la formule cytologique : la présence des *cellules endothéliales*, isolées ou soudées en placards, le plus souvent en abondance. Ce fait, comme l'ont démontré MM. Widal et Ravaut suffit pour affirmer que l'épanchement *n'est pas de nature tuberculeuse* : ces auteurs n'ont jamais constaté de placards endothéliaux dans le liquide des pleuro-tuberculoses primitives. D'ailleurs des faits d'un autre ordre viennent démontrer que l'épanchement rhumatismal n'a rien à voir avec une infection tuberculeuse.

Sans vouloir accorder une valeur absolue aux résultats fournis par la recherche de la perméabilité pleurale, comment ne pas être frappé par ce fait que le salicylate de soude injecté dans la plèvre s'élimine comme à l'état normal ou peu s'en faut ? Or, dans les pleuro-tuberculoses l'imperméabilité apparaît bientôt et devient rapidement presque absolue. Il y a donc là un caractère distinctif qui, du fait de sa constance, acquiert une très réelle valeur.

Ce n'est pas tout. Nous avons vu que les cultures de liquide pleural ont toujours été négatives, en ce qui concerne le bacille de Koch. Ceci ne saurait suffire assurément pour affirmer que la pleurésie n'est pas tuberculeuse l'épanchement tuberculeux étant lui-même le plus souvent stérile. Une toute autre valeur doit être accordée aux résultats des inoculations.

La méthode des inoculations, préconisée pour la première fois par MM. Chauffard et Gombault a été jusqu'à l'avènement du cyto-diagnostic, la meilleure, on peut dire la seule méthode permettant d'affirmer la nature tuberculeuse d'un épanchement en dehors de tout signe clinique. Or dans tous les cas de pleurésie rhumatismale que nous rapportons les inoculations ont été négatives. Sacrifiés au 40e jour les cobayes se sont tous montrés indemnes de lésion tuberculeuse.

Il était bon de mettre en lumière ces résultats. Depuis qu'on a détruit l'ancienne conception de la pleurésie *a frigore* grâce surtout à Lasègue et au professeur Landouzy, bien des cliniciens ont une tendance marquée à voir dans toute pleurésie séro-fibrineuse une manifestation tuberculeuse. Comme l'a dit M. Landouzy « toute pleurésie qui ne fait pas sa preuve doit être considérée comme tuberculeuse ». Or, dans les formes torpides survenant avant, pendant ou après une infection rhumatismale légère, la clinique est souvent impuissante à faire cette preuve ; elle sera fournie par les inoculations mais aussi et surtout par le cyto-diagnostic.

Nous croyons dès lors que cette dernière méthode, par sa rapidité et sa précision est appelée à jouer le rôle prépondérant dans le diagnostic étiologique des pleurésies séro-fibrineuses. Et elle nous permet d'affirmer que *la pleurésie rhumatismale ne doit pas être considérée comme une manifestation de la tuberculose.*

III

Au point de vue purément clinique nous avons vu
combien était fréquente la coexistence de la pleurésie
rhumatismale avec un état congestif plus ou moins inflammatoire du poumon sous-jacent. On peut donc supposer
a priori qu'il existe une certaine analogie entre la formule
histologique de cet épanchement et celui de la pleurésie
séro-fibrineuse pneumococcique qui se présente cliniquement dans des conditions semblables. Or l'observation des
faits démontre qu'il en est ainsi en réalité. Ne peut-on
dès lors, essayer de baser sur cette analogie une hypothèse pathogénique ?

Cette question a déjà été discutée par M. Dopter (1) à
propos d'un cas de pleurésie rhumatismale. Voici cette
observation avec les remarques qu'elles ont suggérées à
l'auteur :

Observation III

« J'ai eu l'occasion d'observer au cours d'un rhumatisme
polyarticulaire aigu, survenu chez un homme de 22 ans
un épanchement pleural peu abondant localisé en arrière
à la base gauche du thorax.

Une ponction exploratrice faite au 4ᵉ jour donna issue à
liquide séreux très fibrineux dont l'ensemencement resta

---

(1) Dopter.-*Communication à la Société de Biologie*, séance du 17 janvier 1902.

stérile. Quatre jours après tout signe de pleurésie avait disparu, une nouvelle ponction exploratrice resta blanche. Après sa résolution, l'épanchement n'a pas laissé la moindre séquelle. L'examen du dépôt du liquide centrifugé après défibrination fit constater :

1° des hématies relativement rares.

2° des leucocytes abondants : les polynucléaires sont en nombre nettement prédominant sur celui des lymphocytes et des grands mononucléaires.

3° Une abondance extrême de cellules endothéliales, les unes isolées, les autres moins nombreuses, soudées à une ou plusieurs de leurs congénères formant des placards. Peu de ces cellules ont conservé leur aspect normal ; le plus souvent elles sont altérées, volumineuses, comme gonflées : leur noyau est peu colorable, parfois désintégré partiellement : le protoplasma est clair, creusé de vacuoles, prenant ainsi une apparence réticulée. Enfin un bon nombre d'entre elles ont englobé des hématies et des polynucléaires, souvent en voie de dégénérescence, ou même complètement dégénérés. Aucun microbe, ni extra, ni intra cellulaire n'a pu être décelé.

La nature de ces constatations histologiques écarte d'emblée du diagnostic l'hypothèse de pleurésie tuberculeuse qui se révèle par la lymphocytose prédominante et tout particulièrement par l'absence totale de cellules endothéliales. D'autre part cet épanchement survenant au cours d'une attaque de rhumatisme articulaire aigu et non de pseudo-rhumatisme infectieux, puis la spontanéité, la rapidité de sa disparition sans la moindre séquelle, sont autant de faits cliniques plaidant en faveur de l'origine rhumatismale pure de là pleurésie en question.

A part l'absence d'agents microbiens habituellement perceptibles dans le dépôt centrifugé des pleurésies méta-pneumoniques à pneumocoques, la cytoscopie montre dans ce cas de pleurésie rhumatismale les plus grandes analogies avec ces dernières. La formule est identique dans les deux cas : polynucléose et cellules endothéliales devenues macrophages. La phagocytose y est manifeste et réflète nettement, par l'altération des cellules endothé-liales et la désintégration des hématies et leucocytes phagocytés, l'image d'une lutte défensive accusée dont l'organisme a fait les frais.

Peut-être cette analogie frappante pourrait-elle trouver son explication dans un état congestif du parenchyme pulmonaire sous-jacent, faisant participer la plèvre qui le recouvre à son état inflammatoire comme le fait un noyau de pneumonie pour la pleurésie métapneumonique ? Dans notre cas, toutefois il n'a pu être décelé de conges-tion pulmonaire que le jour de la disparition de l'épan-chement. Elle existait sans doute auparavant mais les signes révélateurs habituels se trouvaient peut-être mas-qués par la couche de liquide exsudé à ce sujet.

Il est néanmoins impossible de se prononcer affirma-tivement à ce sujet. »

L'observation de Dopter est à rapprocher de la suivante. de MM. Castaigne et Rathery où la formule cytologique a été semblable. Remarquons cependant que l'évolution de la pleurésie a été ici beaucoup plus longue : c'est un cas de forme torpide avec faible tendance à la résorption

Observation IV

M. 20 ans, serrurier, entre à l'hôpital Cochin le 1er avril 1900.

Père mort de fluxion de poitrine. Mère bien portante. Deux frères bien portants.

A 16 ans fièvre typhoïde.

L'année dernière attaque de rhumatisme articulaire aigu. Le malade est resté deux mois au lit. Il a gardé de cette attaque de rhumatisme une localisation endocardiaque et depuis ce temps est gêné quand il veut marcher vite ou monter un escalier Il a de temps à autre des douleurs précordiales et des palpitations.

Il a eu il y a huit jours de la céphalée, du larmoiement, du coryza et de la fièvre. Tous ces symptômes ont disparu aujourd'hui et il entre à l'hôpital parce qu'il souffre assez vivement au niveau de son articulation tibio-tarsienne gauche et dans les masses musculaires antérieures de la cuisse gauche.

Si on examine l'articulation on ne la trouve pas tuméfiée ni déformée, ni plus chaude que du côté sain.

Cœur : la pointe bat dans le sixième espace en dedans de la ligne mamillaire. A l'auscultation on entend au foyer mitral un souffle de moyenne intensité, en jet de vapeur, mais très nettement localisé et ne se propageant pas. Ce souffle est perçu en même temps que le choc systolique mais ne le remplace pas et il cesse à la diastole.

Reflux hépato-jugulaire très marqué.

Langue sèche. Foie normal. Constipation.

Le 22 avril température 40° (la température a continuellement monté depuis le 18).

Le 24 l'auscultation dénote à la base gauche de l'obscurité du murmure vésiculaire.

Au cœur : matité pas augmentée : bruits un peu sourds.

Le malade est très asthénique : il éprouve de très vives douleurs précordiales allant presque jusqu'à déterminer une syncope. Quelques vomissements.

Le 25 on note des phénomènes arthralgiques au poignet, au coude, à l'épaule, à la hanche gauche, au genou droit, aux deux tibio-tarsiennes, aux vertèbres cervicales ; douleurs rénales intenses. Albuminurie abondante. Température 39°6 ; au cœur bruits assourdis, ébauche de frottement. Pas d'augmentation de la matité cardiaque.

Le 26. T. 40. pouls 132. Asthénie profonde. Toutes les articulations du côté gauche sont douloureuses, de même l'épaule droite.

Au cœur : matité augmentée : bruits très assourdis. Albuminurie abondante.

Aux deux bases râles sous-crépitants.

Le 28. P. 110, bien frappé. Douleurs intercostales. Au poumon droit en dehors de la région hilaire souffle qui descend assez bas, un peu de broncho égophonie.

Les jours suivants les douleurs articulaires s'atténuent et les signes d'épanchement deviennent plus nets.

Le 2 mai l'épanchement est bilatéral mais surtout abondant à gauche. Une ponction exploratrice ramène un liquide citrin, très riche en fibrine, un peu trouble.

Pendant plusieurs semaines le malade reste sensiblement dans le même état avec des alternances d'amélioration et d'aggravation.

Le 1er août le cœur est redevenu normal : les phénomènes

articulaires sont en décroissance : il n'y a plus d'albumine. On note du souffle aux deux bases : égophonie, râles de congestion plus prononcés à droite.

L'épanchement a persisté jusqu'à la fin septembre et le malade a quitté l'hôpital les premiers jours d'octobre.

Examen du liquide pleural (retiré le 2 mai) cultures et inoculations négatives.

Globules rouges abondants.

Cellules endothéliales très nombreuses, en placards de de 2, 3, 8 etc.

Quelques mononucléaires : quelques polynucléaires, pas d'éosinophiles.

Dans l'observation suivante, dont nous avons déjà parlé au point de vue clinique, la congestion pulmonaire a été minime et l'examen histologique a révélé une abondance de cellules endothéliales avec quelques polynucléaires seulement.

Observation V

D., charcutier, 18 ans, entre à l'hôpital Cochin le 15 décembre 1901 pour une attaque de rhumatisme polyarticulaire fébrile.

Pas d'antécédents héréditaires

A treize ans, rougeole.

Le malade est habituellement constipé : il a des maux de tête fréquents, des douleurs gastriques. L'appétit a toujours été bon.

Vers le 10 décembre, une céphalée intense fait son apparition : la déglutition devient difficile et douloureuse. En même temps des douleurs apparaissent dans les arti-

culations des membres inférieurs, genoux, cous de-
pied. Ces douleurs s'accompagnent de frissons répétés et
de sueurs.

A son entrée à l'hôpital, T = 40°.

Amygdales rouges et tuméfiées.

Les articulations des membres inférieurs et des coudes
sont tuméfiées, douloureuses : la palpation dénote de
l'empâtement péri-articulaire : cette recherche provoque
de vives douleurs.

Les urines sont foncées, fortement albumineuses, ne
contiennent pas de cylindres ni de globules rouges mais
seulement quelques globules blancs.

A l'auscultation du cœur : assourdissement des bruits
mais pas de souffle, pas de frottements.

Les plèvres et les poumons sont indemnes.

On se trouve en présence d'un rhumatisme polyarticulaire aigu (première attaque).

Le 17 décembre, les urines sont moins albumineuses.
La température descend : les articulations sont un peu
moins douloureuses, un peu moins tuméfiées.

Le 20 décembre, on note l'apparition d'un léger souffle
systolique à la pointe, souffle qui diminue d'intensité
quand le malade est assis.

Le 26 décembre l'état général est meilleur, les douleurs
diminuent de plus en plus. Le souffle systolique de la
pointe devient très net. L'urine ne contient plus d'albumine.

Le 29 décembre. Pendant la nuit du 28 au 29 le malade
n'a pas dormi : il a souffert d'une douleur irradiée au dos
mais particulièrement aiguë à la base du thorax droit : il
a eu des frissons.

L'inspiration est douloureuse et le malade a de la dyspnée. Matité légère à la base droite sur trois travers de doigts. Très léger souffle.

Une ponction exploratrice pratiquée à la base, dans le prolongement de l'angle de l'omoplate, reste blanche.

30 décembre. La température s'est élevée hier au soir à 38°. Pas de nouvelles localisations articulaires.

31 décembre. Température : 39°. Respiration légèrement soufflante à la base droite. Même douleur thoracique. Quelques crachats légèrement sanguinolents.

Au cœur on entend toujours le souffle systolique de la pointe.

Urines non albumineuses.

1er janvier. L'articulation du genou droit est de nouveau douloureuse. Les signes physiques pulmonaires et cardiaques restent les mêmes.

2 janvier. Les douleurs articulaires sont plus intenses et plus généralisées : cependant la température est redescendue.

Le souffle pleurétique semble plus intense à la base du poumon droit vers la colonne vertébrale et remonte un peu le long de celle-ci : matité et souffle en équerre. On diagnostique une pleurésie rhumatismale médiastine droite.

Une deuxième ponction exploratrice est pratiquée dans le neuvième espace tout contre la colonne vertébrale : on retire dix centimètres cubes de liquide, très fibrineux, légèrement rosé.

3 janvier. La dyspnée est moins intense. La douleur dans le thorax a presque complètement disparu mais les signes d'auscultation restent les mêmes.

Les douleurs articulaires s'atténuent également. Même souffle cardiaque. Rien à la base gauche.

Le 6 janvier on note la disparition du souffle pleurétique : les douleurs articulaires ont disparu.

Examen du liquide.

Ponction le 2 janvier.

Liquide citrin, très fibrineux, légèrement rosé.

Injection à cobaye négative.

Les cultures sur lait carbonaté et sur bouillon sont
également négatives.

Au microscope : placards énormes de cellules endothéliales.

Nombreux petits mononucléaires.

Pas de lymphocytes.

Quelques polynucléaires.

Beaucoup de globules rouges.

A ces trois observations on peut ajouter la suivante
(Obs. 76 de la thèse de Ravaut) :

OBSERVATION VI

B. (observation communiquée par P. Courmont),

Début ?

Diagnostic : ancien rhumatisme articulaire aigu. Insuffi-
sance mitrale : Hypertrophie du cœur. Asystolie. Congestion pulmonaire. Pleurésie droite apyrétique.

Cultures : = 0.

Inoculations pas faites.

Fibrine : peu abondante.

Examen histologique : placards et cellules endothéliales :
quelques polynucléaires et lymphocytes.

Ainsi donc, dans ces quatre observations congestion pulmonaire et pleurésie cliniquement; histologiquement cellules endothéliales et polynucléaires en nombre variable.

Que nous apprennent maintenant les recherches cytologiques de MM. Widal et Ravaut sur les pleurésies pneumococciques desquelles nous avons rapproché les pleurésies rhumatismales ?

« Le liquide de ces pleurésies, dit Ravaut, est caractérisé par la présence de polynucléaires neutrophiles se présentant d'autant plus nettement comme les seuls éléments contenus dans le liquide, d'autant plus abondants, que la richesse en microbes est plus grande. Leur formule cytologique est en rapport avec l'évolution microbienne et varie avec celle-ci. Si l'on observe ces épanchements dès leur début alors qu'ils ne donnent pas encore assez de symptômes pour être décelés cliniquement mais sont suffisants pour que, par une ponction exploratrice l'on puisse obtenir du liquide, l'on constatera à cette période des cellules endothéliales encore en placards ou soudées et des polynucléaires en plus ou moins grand nombre....... Si l'épanchement augmente d'abondance, restant toujours séro-fibrineux, contenant souvent des pneumocoques plus ou moins virulents l'examen histologique révèlera dans ces cas de nombreux polynucléaires et des cellules endothéliales : mais ces dernières dans les liquides septiques s'altèrent très vite et se séparent les unes des autres »

De tout ce qui précède il résulte que les cellules endothéliales apparaissent au stade initial des pleurésies pneumococciques et qu'au fur et à mesure que la maladie évolue les polynucléaires affluent en nombre croissant. Quelque chose de semblable ne se passe-t-il pas dans la pleurésie rhumatismale ? Nous somme portés à le croire, pour bien des raisons. Mais il faut distinguer plusieurs cas:

1° Quelle est la formule histologique des formes non inflammatoires, torpides de la pleurésie rhumatismale ? L'abondance des placards endothéliaux et la rareté ou même l'absence des polynucléaires. C'est ce que nous montre, le cas suivant de Ravaut (Obs. 56).

OBSERVATION VII

S... 38 ans. Hôpital Beaujon, service de M. Troisier Début 20 jours.

Diagnostic : pleurésie rhumatismale.

La pleurésie après avoir débuté d'un côté s'est étendue à l'autre pendant la période aiguë du rhumatisme : au cœur double lésion mitro-aortique récente.

Cultures négatives.

Inoculations : 1 cobaye 20 cc. Sacrifié 21 jours après. Pas de tuberculose.

Fibrine très abondante.

Examen histologique : très nombreux placards et cellules endothéliales soudées : quelques lymphocytes : beaucoup de globules rouges.

2° Dans les formes inflammatoires subaiguës avec congestion pulmonaire que trouvons nous ? Des cellules endothéliales en placards ou isolées, et des polynucléaires en assez grand nombre (cas de Dopter, Obs. 76 de Ravaut, nos observations II, III et V).

3° Enfin dans l'épanchement pleural sans congestion pulmonaire que nous avons rapporté (Obs. I) qu'a donné le cyto-diagnostic ? des polynucléaires abondants, des lymphocytes et des grands mononucléaires, quelques cellules endothéliales séparées: des placards très rares.

Il résulte de tout cela que la congestion pulmonaire influe dans des proportions considérables sur la formule histologique. A mesure qu'elle augmente, qu'elle devient plus inflammatoire nous voyons les polynucléaires augmenter: mais en même temps les cellules endothéliales augmentent leurs propriétés phagocytiques et luttent contre la polynucléose. Au contraire dans les cas où l'examen clinique approfondi ne permet de déceler aucune lésion pulmonaire et où la pleurésie apparaît comme une conséquence directe de l'infection rhumatismale, les cellules endothéliales n'ont pas le temps de se desquamer : d'emblée elles sont bloquées par l'exsudat fibrineux toujours abondant et dès lors les polynucléaires se développent sans encombre.

Pouvons-nous en conclure que la polynucléose est caractéristique de la pleurésie rhumatismale primitive ? Le nombre par trop restreint des observations ne nous permet pas jusqu'ici d'être affirmatif sur ce point. De nouvelles recherches sont nécessaires et les examens cytologiques devront être pratiqués à plusieurs reprises et à des intervalles rapprochés pour bien saisir les variations de la formule histologique.

Sous ces réserves nous pensons donc qu'au point de vue pathogénique il faudra distinguer trois ordres de pleurésie rhumatismale.

La forme latente, hydrothorax rhumatismal, nous apparaîtra comme la conséquence de lésions pulmonaires sous pleurales (congestion, infàrctus) ; dans ce cas l'examen cytologique révèle, comme élément prédominant, des cellules endothéliales soudées en placard.

Dans la forme aiguë avec congestion pulmonaire ou pneumonie on pourra penser à une infection simultanée de la plèvre et du poumon, ou une infection pleurale immédiatement consécutive à la phlégmasie pulmonaire : le cytodiagnostic décèlera des placards endothéliaux avec des cellules isolées et des polynucléaires en assez grande abondance.

Enfin dans les cas où, sans lésions pulmonaires le cyto diagnostic aura révélé une polynucléose marquée avec peu ou pas de cellules endothéliales, dans ces cas peut-être sera-t-il permis de penser à une infection directe de la plèvre.

CONCLUSIONS

—

Le rhumatisme pleural est beaucoup plus fréquent qu'on
ne le croit généralement. D'allures cliniques très varia-
bles, rappelant tantôt la pleuro-tuberculose (ancienne
pleurésie a frigore) tantôt l'hydrothorax de cause mécanique (hydrothorax des cardiaques et des brightiques), il
passe souvent inaperçu à cause de l'insignifiance des symptômes fonctionnels dans les formes latentes.

La pleurésie rhumatismale n'est jamais purulente
d'emblée : la suppuration — d'ailleurs exceptionnelle — est
toujours le fait d'une infection secondaire. Elle se termine
le plus souvent par la résolution rapide et complète, passe
exceptionnellement à l'état chronique et ne laisse que
rarement après elle des adhérences pleurales.

Le rhumatisme pleural n'est pas de nature tuberculeuse
ce fait est mis hors de doute par les observations cliniques, par les cultures et surtout les inoculations négatives. Enfin par la formule leucocytaire des épanchements·

Très souvent l'épanchement coïncide avec un état inflammatoire du poumon (pneumonie, congestion) dont il est
presque certainement la conséquence. Dans ces cas la formule leucocytaire paraît caractérisée par l'abondance des

cellules endothéliales isolées ou réunies en placards, jointe à une pénurie relative de polynucléaires.

On peut se demander si, à côté de cette forme secondaire, il n'existerait pas une forme primitive, due à l'infection directe de la plèvre. Cette pleurésie rhumatismale primitive, admise cliniquement par certains auteurs, serait caractérisée, au point de vue cytologique, par l'abondance des polynucléaires mêlés à quelques mononucléaires avec un nombre restreint de cellules endothéliales.

BIBLIOGRAPHIE

———

AUSSET (E.). — Sur un cas de rhumatisme articulaire aigu avec endopéricardite, pleurésie etc.. chez un enfant de 11 ans — Gazette hebdom. de médecine et de chirurgie. Paris 1901, XLVIII — 349-351.

AUSSET et VINCENT. — Sur un cas de rhumatisme articulaire aigu compliqué d'endopéricardite etc. Bulletin de la Société de Pédiatrie de Paris. 1901. III. 89.

BALL (Benj.) — Du rhumatisme viscéral. — Thèse d'agrégation 1866.

BALLONIUS (Baillou). — Op. omnia. Genevæ 1762. T. IV. De rhumatismo et pleuritide dorsali.

BARJON et CADE. — Formule cytologique spéciale des pleurésies par infarctus chez les cardiaques — Société de Biologie 22 Juin 1901.

BAYLISS (R.A.). — Rheumatoid arthritis followed by colitis, pericarditis, pleurisy etc. Bristish médical journal. 14 oct. 1899 n° 2024 p. 1009.

BESNIER (E.). Pleurésie dans le rhumatisme : in art. " Rhumatisme " Dict. encyclopédique des Sc. méd. Paris, 1877. 3° S. IV. 598-599.

BESSON (A.). L'ouble pleurésie diaphragmatique etc. apparue dans un cas de rhumatisme articulaire aigu — Journal des Sc. méd. de Lille, 1899. I. 280-85.

BLOCQ (P.) — Pleurésie rhumatismale préarthropathique — France médicale, Paris, 1885. II. 931-937.

BOURAT (L.). Considérations sur la pleurésie rhumatismale. Thèse de Paris, 1879.

BRESSOT (S.J.). — De la pleurésie rhumatismale. Thèse de Paris 1882.

BUCQUOY. — Quelques remarques à propos des manifestations cardiaques et pleurales du rhumatisme articulaire aigu. Gaz. hebd. de méd. et de chir. Paris, 1874.

CASTAIGNE (J.). — Le pouvoir absorbant de la plèvre — Presse médicale — 28 mars 1900. p. 130.

—   Physiologie de la plèvre malade. Soc. méd. des hôpitaux. 13 juillet 1900.

CASTAIGNE (J.) et RATHERY. — Examen de l'exsudat et de la perméabilité pleurale au cours des pleurésies rhumatismales — Soc. de biologie. 17 janvier 1902.

CANTILENA (P.). — Mediastino-pericardite callosa successiva a reumatismo articl . acute, endocardite et pleuridite. Gior veneto di sc. méd. Venezia 1877, 35. XXVI. 416-421.

CHOMEL. — Essai sur le rhumatisme. Thèse de Paris, 1813.

— Rhum. artic. aigu, péricardite, endocardite épanchement pleurétique droit etc. Journal hebd. des progrès des Sc. méd, Paris, 1836. II. 244-254.

— Leçons de clinique médicale publiées par Roquin, 1837. T. II.

DAVEZAC. — Rhumatisme polyarticulaire aigu : fluxions pulmonaires et pleurales. Guérison — Mém. et bull. de la Soc. de méd. et de chir. de Bordeaux 1895. 96. — 323-329.

DECLOUX. — Rhum artic. aigu, pleurésie rhum. double etc. — Archiv. méd. belges. Bruxelles, 1886, 3° s. XXXX, 315-319.

DEWEES (W.P.). — A case of rheumatism with metastasis producing carditis, pericarditis, peripneumonia and pleuritis.— American Journ. of. med. Sc. — Philadelphia. 1828, II. 473-475.

DHOMONT. — Du rhumatisme aigu polymorphe. Thèse de Paris, 1880.

DMITRIEFF (A.N.). — Case of acute articular rheumatism with suppuration of left sterno clavicular articulation and effusion of pus into the rigth cavity of pleura — Protok zasaid Kavkazsk med Obsh. Tiflis, 1885-6 XVII 285-289.

DOPTER (Ch.). — Cytodiagnostic d'un epanchement de nature rhumatismale — Soc. de Biologie. 17 janvier 1902.

DUBOIS. — Pleurésie bilatérale rhumatismale — Arch. gén. de médecine. Paris 1873, II. 210-217.

EHRLICH. — Recherches sur l'étiologie et l'histologie des exsudats pleurétiques. — Charité annals 1882. p. 199.

ESCLUSE (A.) Les localisations pleurales du rhumatisme — Thèse de Toulouse, 1901.

FÉRÉOL. — Rhum. artic. aigu généralisé : complication de pleurésie double etc. Gazette des hôpitaux. Paris 1873. XLVI : 482.

FERNET. — Du rhumatisme artic. aigu et de ses diverses manifestations — Thèse de Paris, 1865.

FERRAND. — Les exanthèmes du rhumatisme — Thèse de Paris, 1882.

FOURNET (J.). Rhum artic. aigu : suppression subite des douleurs articulaires avec invasion subite d'une pleuro-pneumonie double etc... Journ. univ. et hebd de méd. et chir. prat Paris 1883, XII. 331-340.

GIDON (A.). De la pleurésie rhumatismale. — Thèse de Paris, 1873.

HABERSHORN. — Acute rheumatism, endocarditis pericarditis and pleu-
          ritis Medical Times and Gazette. London, 1863.
HALLEZ. — Localisations rhumatism. qui peuvent précéder les localisa-
          tions articulaires. Thèse de Paris, 1870.
HIRSCHSPRUNG. — Enfant de 4 ans 1/2 atteint de rhum. artic. aigu avec
          pleurésie et péricardite — Jahrbuch f. Kinderheilk
          1831. XVI.
HUTCHINSON (J. H.). — The post mortem results in a case of rheumatism
          complicated by pericarditis, endocarditis and pleu-
          risy — Philadelphia med. Times. 1882-83, XII
          p. 883.
IVERSON (J. J.). — Seroso-hemorragic-pleuro-pericarditis, following arti-
          cular rheumatism. Bolnitsch gaz. Botkina. St-Péters-
          bourg, 1898 IX. 2303-2305.
JONES (H. B.) et ROGERS (G. G.). — Acute rheumatism, péricarditis pleuro-
          pneumonia, diffusion fibrine amongst
          the muscles of the neck. — British
          med. Journal. London, 1857.
KORCZYRISKI et WERNICKI. — Importance des lymphocytes dans les
          épanchements séreux de la plèvre et du
          péritoine. Przegald lekarski. 1891. n°s 17
          et 18.
LABORIE. — Observation de diathèse rhumatismale pleurésie, etc. — Gaz.
          des hôp. Paris, 1866. XXXIX. 441.
LARRIEU (J.). Sur la pleurésie rhumatismale — Thèse de Paris, 1807
LASÈGUE. — Leçon clinique. — Etudes médicales. II p. 578.
       —   Archives gén. de médecine. I. 1880.
LEBERT. — Klinik des acuten gelenkrheum. Erlangen, 1860.
LE DAMANY. — Thèse de Paris, 1797.
LEWIS. — Semaine médicale, 17 janvier 1900.
LEWKOWICZ. — Le cytodiagnostic — Presse Médicale, 17 août 1901.
LITHGOW (R.A.D.). Case of adynamic rheumatic fever resembling septi-
          cœmia witth secondary pleuro-pneumonia of low type
          Lancet, London, 1883. II. 944.
MANQUAT.   Perméabilité pleurale au salicylate de soude de dehors en
          dedans. Société médicale des hôpitaux. 20 juillet 1900.
MARTIN (F.). — De la pleurésie rhumatismale. Thèse de Paris, 1875.
MESLIER (G.). — Des pleurésies rhumatismales. Thèse de Paris, 1872.
MOLARD (V.) — Etude sur la pleurésie rhumatismale. Thèse de Paris, 1870.
MOREAU. — Thèse de Nancy, 1876.
NETTER. — Pleurésie rhumatismales in Traité de Médecine de Charcot-
          Bouchard.
NOTHNAGEL. — Infezionne reumatica, endocardite, pleurite. Clin. mod.
          Pisa. 1900. VI. 385-389.
PETER (M.). — Leçons de Clinique Médicale. Paris, 1873.

POTAIN (C.) — Rhum. art. œdème et congestion pulmonaires puis pleurésie; enfin œdème des quatre membres. — J. de Méd. et
de Chir. pratiques. Paris, 1881, p. 485.

POTHONIER. — Observation sur une pleurésie rhumatisante. — J. de
Méd. Chir., Pharm., etc. Paris, 1870. LIV. 50, p. 506.

QUINCKE. — Des éléments figurés qu'on observe dans les liquides trans-
sudés. Deutsch. Archiv. f. Klin. med., 1882. p. 580.

RAMOND et TOURLET. — Pouvoir absorbant de la plèvre au cours de la
pleurésie séro-fibrineuse. Presse médicale. 14
mars 1900. p. 128.

RAVAUT (P.) — Le diagnostic de la nature des épanchements séro-fibrineux de la plèvre. Cytodiagnostic. Thèse de Paris, 1901.

RAYMONDAUD (G.) — Des différences dans l'évolution des péricardites et
des pleurésies compliquant le rhum. art. aigu. J.
Soc. de méd. et pharm. de la Haute-Vienne. Limo-
ges, 1881, V. 99-106.

RÉNON et LATRON. — Sur la valeur clinique du pouvoir absorbant de la
plèvre. Soc. méd. des Hôp. 29 juin 1900.

ROGER. — Archives gén. de médecine, 1866.

SEUX. — Marseille médical. 1877. XIX.

SIFFERMANN. — Miliaire grave compliquant un rhum. artic.; pleurésie,
double consécutive. Mém. Soc. de Méd. de Strasbourg,
1878. XIV. 111-114.

SKODA (G.) — Rheumatismus acutus articulorum cum pericardite et
pleuro-pneumonia. Deutsche Klinik. Berlin, 1850. II. 323.

SMYTH (J. R.). — Rheumatic fever with rheumatic pericarditis and pleuritis etc. Lancet. London, 1840. I. 721-725.

STOLL. — Médecine pratique. Traduction Mahon. Paris, 1809.

SYERS (H. W.) — Acute rheumatism : its connexion with pneumonia and
pleurisy. Treatment. London 1900, III. 651-666.

TROUSSEAU. — Clinique médicale de l'Hôtel-Dieu. 1865-1882.

VASQUEZ. — Des complications pleuro-pulmonaires du rhumatisme articulaire aigu. Thèse de Paris, 1878.

VOGEL. — Virchow's Handb. d. spc. Pathologie and Therapie, 1854. T. I.

WIDAL (F.) Art. Rhumatisme in Traité de méd. Brouardel et Gilbert.

WIDAL (F.) et RAVAUT (P.) — Applications clinique de l'étude histologique
des épanchements séro-fibrineux de la plè-
vre. Société de Biologie, 30 juin 1900.

—   —   Perméabilité pleurale au salicylate de soude.
Soc. méd. des Hôpitaux, 6 juillet, 1900.

—   —   Communication au Congrès britannique de
la tuberculose. Juillet 1901.

WIDAL (V.) — Art. pleurésie rhumatismale in Dict. Dechambre. L.-P.
2e S. XXVI. 112-114.

www.ingramcontent.com/pod-product-compliance
Ingram Content Group UK Ltd.
Pitfield, Milton Keynes, MK11 3LW, UK
UKHW020024100726
13658UKWH00003B/1086